よき歯科医療人になるための
倫理・プロフェッショナリズム教育

プロフェッション
ワークブック

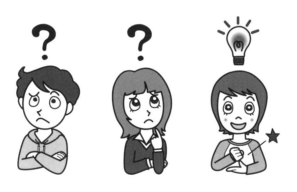

日本歯科医学教育学会
倫理・プロフェッショナリズム教育委員会　編

医歯薬出版株式会社

よき歯科医療人になるための倫理・プロフェッショナリズム教育 「プロフェッションワークブック」 の出版にあたって

　プロフェッショナリズムは平成29年に改訂された歯学教育・医学教育・看護学教育モデル・コア・カリキュラムのA「歯科医師（医師，看護系人材）として求められる基本的な資質・能力」の9項目の最初にあげられており，医療系学生教育の重要な位置を占めていることがわかります．さらに，今，社会からは医療人としての「倫理・プロフェッショナリズム」が強く求められています．

　このプロフェッショナリズムという言葉は大きく分けて2つの使われ方があります．1つはモデル・コア・カリキュラムでプロフェッショナリズムに紐付けられているように，ブルームの教育目標の分類学（タキソノミー）3領域のうち主として情意領域に関連するものという捉え方です．情意領域は興味，関心，意欲，態度，価値観，習慣，情緒，そして判断等をさします．欧米の歯学教育で用いられているプロフェッショナリズムでも日本と同様に狭義に捉えています．これに対してプロフェッショナリズムを広く捉えたものとしては，アーノルドとスターンが表したようにプロフェッショナリズムが臨床能力，コミュニケーションスキル，倫理的および法的理解の上に立つ4本の柱（卓越性，ヒューマニズム，説明責任，利他主義）のすべてにより構築されるという見解や欧米内科3学会が表した「新ミレニアムにおける医のプロフェッショナリズム：医師憲章」があります．また，プロフェッショナリズムには個人が高みを目指すプロフェッショナリズムと，集団としての信頼を得るプロフェッショナリズムがあるとも言われています．

　どちらにしてもプロフェッショナリズム教育が，洋の東西を問わず医療人教育で重要視されていることは明らかです．しかしながら，わが国ではその教育を自発的に行う教材はありませんでした．プロフェッションワークブックは，歯科医療人になる学生の情意の涵養を援助する教育資源として，『よき歯科医療人になるための20の質問 倫理的検討事例集』を基に開発されたものです．このワークブックには主体的に考える事例38例を収載し，さらに20の質問により，学生が自己を振り返り，自己評価することができるように工夫されています．

　このワークブックを活用することで，よき歯科医療人を志す学生のみなさんがイメージをより具体化し，個人としての高みを目指すとともに，集団としての信頼を得られるようなプロフェッショナリズムを身につけることを期待します．また，更なる教育資源の開発を行いたいと思いますので，教職員の方々には本ワークブックへのフィードバックを頂ければ幸いに思います．

令和元年9月

日本歯科医学教育学会
2017-2019年度 倫理・プロフェッショナリズム教育委員会

委員長　木尾哲朗

浅沼直樹　尾﨑哲則　樫 則章

角 忠輝　長谷由紀子　平田創一郎

星野由美　山本龍生　和田尚久

よき歯科医療人になるための倫理・プロフェッショナリズム教育
プロフェッションワークブック
もくじ

よき歯科医療人になるための 20 の質問

*事例番号「01-001」の「01」は「よき歯科医療人になるための20の質問」の項番号を,「001」は本書における事例の通し番号を表しています.

ワークブック

01-001	何のために学ぶの?	2
01-002	スマートフォン	4
02-003	ブリッジの再製	6
02-004	患者と上司命令	8
03-005	授業の資料	10
03-006	何のための授業?	12
04-007	アクティブ・ラーニング	14
04-008	授業で説明されなかった応用問題	16
05-009	課題レポートの提出(その1)	18
05-010	友人にレポート提出を委託した結果留年してしまった	20
06-011	課題レポートの提出(その2)	22
07-012	授業ノート(その1)	24
07-013	授業ノート(その2)	26
08-014	遅れてきた指導医	28
09-015	インフルエンザでの登校	30
09-016	酒臭い状態での診療行為	32
10-017	診療時の服装	34
10-018	電車の中での会話	36
11-019	大学キャンパス内売店での新入生の会話	38
11-020	臨床実習生と歯科衛生士の会話	40

12-021	散乱した抜去歯	42
12-022	エックス線撮影	44
13-023	受付当番	46
13-024	新聞への投書	48
14-025	同僚の出勤の打刻をした研修歯科医	50
14-026	医療系学部キャンパス内の有料駐車場	52
15-027	臨床実習でのノルマと治療方法に関するインフォームド・コンセント	54
15-028	院長からの指示	56
16-029	エレベーターホールでの会話	58
16-030	患者の利益・権利,患者への対応	60
17-031	患者さんからの一言	62
17-032	抜歯後の神経麻痺	64
18-033	臨床実習で登院中の学生がSNSで患者の募集を行っていた	66
18-034	インプラント治療への挑戦	68
19-035	口唇の裂傷	70
19-036	患者とのやりとり	72
20-037	多職種連携	74
20-038	臨床実習生と受付係	76

よき歯科医療人になるための 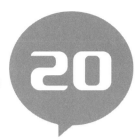 の質問

振り返りを通して，よき歯科医療人に求められる態度を身につける

歯科に対する熱意について

1. 歯科医学の修得に最高の優先順位を与えていますか．

解説　デンタル・プロフェッションの一員となるためには，歯科医学に関わる知識・技能・態度のいずれにおいても自ら高い目標を掲げ，高い水準を自らに課さなければならない．そのために，歯科医学の修得を常に最も優先しなければならない．

2. 周囲の人や社会に対して貢献したいという気持ちを育んでいますか．

解説　デンタル・プロフェッショナルには，常によりよい医療を提供しようとする姿勢が必要である．そのためには，社会に貢献しようとする愛他的精神（利他的精神，他者への思いやりの精神）を自らの行動規範としなければならない．求められる必要最小限でよしとするのではなく，常にそれを超え，高みを目指す心構えと態度とを身につけなければならない．

学習態度について

3. 歯科医学教育の最終的な達成目標（アウトカム）と，各授業の目的と目標を理解していますか．

解説　授業はただ漫然と受けるものではない．まして出席さえしていればよいものではない．何のために何をどこまで修得しなければならないかを常に理解したうえで受けなければならない．

4. 授業に積極的に参加していますか．

解説　授業の形態に応じて，授業に積極的に参加しなければならない．また授業時間外の質問の時間（オフィス・アワー）や資料等を活用し，予習・復習に努めなければならない．それと同時に，授業に積極的に参加しようとする他の学生にも配慮しなければならない．

5. 与えられた課題を正しく提出していますか．

解説　与えられた課題は，書式や期限等を守って提出しなければならない．

6. 試験やレポートで不正をしていませんか．

解説　試験でのカンニング，問題用紙の持ち出しや撮影，インターネット上の情報のコピー・アンド・ペースト，実験結果のフレームアップ等の不正はいうまでもなく，してはならない．

7．自発的・継続的に学修していますか．

解説 生涯にわたって自発的に学修を進める意欲と態度を学部学生のうちに身につけなければならない．

生活態度・自己管理について

8．時間管理ができていますか．

解説 生活のリズムを守り，計画的に学修を進める習慣を身につけなければならない．遅刻することなく授業に出席しなければならない．

9．健康管理をしていますか．

解説 将来の医療従事者として自分の健康管理ができなければならない．身体の健康だけでなく，広い意味での心の健康にも留意し，必要なら学生相談室やカウンセリング・ルームなども利用すること．

10．身だしなみ・言動に気を配っていますか．

解説 人に不快感を与えないように，時と場所と場合に応じて身だしなみ・言動に気を配らなければならない．

自己の向上について

11．他者からの注意・忠告・評価に謙虚に耳を傾け，改善に努めていますか．

解説 言い訳をすることなく，自分の過ちに気づき，改善するように努めなければならない．

規範の遵守について

12．学則・院内規則・社会規則を守っていますか．

解説 法律だけでなく，エチケットやマナーなどの社会常識と呼ばれるものを守らなければならない．また学内にあっては学則を，また臨床実習においては学則のほかに院内規則を守らなければならない．

対人関係一般について

13．他者（友人や教職員等）に敬意と配慮を示し，公正に対応していますか．

解説 人権はいかなる場合も尊重されなければならない．また友人や教職員等に対して適切な言動をするように心がけなければならない．飲酒の強要（いわゆるアルコールハラスメント）や性的嫌がらせ（セクシャルハラスメント）等はいうまでもなく厳禁である．

14．不正を発見した時に適切に対応していますか．

解説 他の学生の試験等における不正だけでなく，教職員の不正を発見した場合にも関係者に適切に報告しなければならない．

臨床実習に際して：患者に対して

15．患者の利益を最優先していますか．

解説 歯科診療は患者の最善の利益となるように行われるべきものであり，同時に医療安全にも配慮しなければならない．

16．患者の権利を尊重していますか．

解説 良質の医療を受ける権利，自己決定の権利，守秘に対する権利等の患者の権利を尊重しなければならない．

17．患者の感情面に配慮し，適切に対応していますか．

解説 患者の感情面にも配慮し，適切なコミュニケーションを取ることができなければならない．

18．自分の知識と技能を超えた対応をしていませんか．

解説 自分にできることの限界を知らなければならない．もしも知識と技能が不足していると感じた場合には患者に対応せず，指導教員に相談すること．

19．不適切な対応をした場合，それを率直に認め，必要な場合には適切に報告していますか．

解説 患者に対して不適切な対応をした場合は，それを率直に認め，必要な場合は指導教員に報告しなければならない．

20．医療チームの一員として協力していますか．

解説 医療に携わる者（臨床実習生を含む）は医療チームの一員としての自覚を持ち，多職種と協力して，患者のQOL向上のために良質な歯科医療を提供できるように努めなければならない．

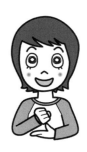

本書を有効に使うための事例

　本書は，歯科医療関係者の養成あるいは研修などに幅ひろく使えるように企画してあります．そのため，回答に対する評価は，さまざまあることを承知のうえ，作成しました．

　同じ事例を複数回用いるときは，構造的振り返り部分を差込にして使えばよいかと思います．そして，前回と同じ症例について教員の評価のみならず学生や参加者も自己評価していくことも可能であるという前提に立って作成しております．

例題 ▶ 飲食店での会話

> 　あるプロスポーツ選手が病気の検査のために市内の病院に通院していました．
> 　その病院の医療チームの若手医療従事者たちが，飲食店で，プロスポーツ選手の病気が悪性腫瘍であり，深刻な状況にあることなどを，話していました．そのとき，たまたま，後ろの席で，プロスポーツ選手本人がチームの同僚と会食していました．プロスポーツ選手は，自分のことが話されていると気がつき，悪性腫瘍と知って，顔色が真っ青となり，チームの同僚たちも声がかけられなかったとのことです．

構造的振り返り

1. 何が起こったのでしょうか？（何が問題なのでしょうか？）

　患者さんの医療上の秘密を考慮なく話して，病院外で患者さん本人に聞かれてしまった．

　＜ ここの質問では，事実をしっかり把握することになります ＞

2. なぜ起こったのでしょうか？（なぜ問題なのでしょうか？）

　患者の秘密に対する秘密保持義務を無視したために起こった．

　＜ この事例が起きた原因を，倫理的あるいは法的に考察していきます ＞

3. 学んだことは何でしょうか？（問題から学んだことは何でしょうか？）

　医療従事者同士の症例に対する会話であっても，場所と時間を考慮すべきだ．

　＜ 上記の１・２から，遵守すべき結論を導いていきます ＞

4. 次の目標は何でしょうか？（次に起こった時はどうしますか？）

症例についてどうしても医療従事者同士話し合うときには，第三者がいない院内などで行う．

＜３を受けて，今後，同様の問題を引き起こさないための方法を考えます＞

解説

この事例については，病院実習が始まったばかりの歯学部の5年生の学生の回答を参考に記載しました．これだけが正解ではありません．また，＜　　　　　＞には，それぞれのステップの回答を導き出すための考え方を示しました．

例題の最後にある ▢ について

ここは，教員の検印欄あるいは評価を記載するなど色々使えるようにしたもので，統一的な使い方はありませんので自由にお使いください．

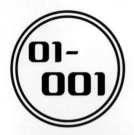

何のために学ぶの？

年　　月　　日

「20の質問」関連番号　1, 2, 3, 4, 7

　歯学科4年生の私は，今，徹夜で明日から始まる前期試験の勉強をしています．いつものように，試験は60点ラインを目標にし，一夜漬けで受けるつもりです．もちろん，先輩方から譲りうけた各科目の試験対策集を持っているので，ばっちりです．当然，一度では合格できず，もう一度試験を受けなければならないことも覚悟しています．要は通れば良いのですからね．1年から3年まで，評価はずーっと再試験合格ばかりでしたが，留年することもなく，何とか進級してきました．先輩たちも良い成績をとっても役に立たないと言っていて，私も意味がないと思っています．
　4年生の最後に，臨床実習に進むことができるかどうかを決めるためのCBTやOSCEという試験があるようですが，そのときになったらやればいいなと思っています．

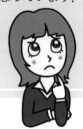

構造的振り返り

1. 何が起こったのでしょうか？（何が問題なのでしょうか？）

_____
_____
_____

2. なぜ起こったのでしょうか？（なぜ問題なのでしょうか？）

_____
_____
_____

3. 学んだことは何でしょうか？（問題から学んだことは何でしょうか？）

_____
_____
_____

4. 次の目標は何でしょうか？（次に起こった時はどうしますか？）

_____
_____
_____

学びの振り返り

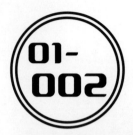

01-002 スマートフォン

年　　月　　日

「20の質問」関連番号　1，3，4，12，14

　私は，授業中にスマートフォンを使うことがあります．友達からメールが入った時や退屈な授業の時にはよくあります．この前なんか，グループ学習で，仲間外れにされたので，先生の眼を盗んでスマートフォンでSNS（ソーシャル・ネットワーキング・サービス）をチェックしていました．先生は，気づいていたと思いますが，注意もされませんでした．

構造的振り返り

1. 何が起こったのでしょうか？（何が問題なのでしょうか？）

_____
_____
_____

2. なぜ起こったのでしょうか？（なぜ問題なのでしょうか？）

_____
_____
_____

3. 学んだことは何でしょうか？（問題から学んだことは何でしょうか？）

_____
_____
_____

4. 次の目標は何でしょうか？（次に起こった時はどうしますか？）

_____
_____
_____

学びの振り返り

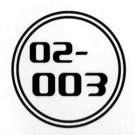

02-003 ブリッジの再製

年　　月　　日

「20の質問」関連番号　1, 2, 15, 16, 17

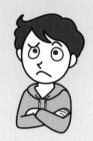

　私は家の近くのT歯科医院でバイトをしています．1年ほど前にブリッジを入れた患者さんが，ブリッジの調子が悪いのでやり直してほしいとT歯科医院を受診されました．院長のT先生が口腔内を診たところ，ブリッジを支えている歯の動揺度が激しく，この状態ではものを噛みづらいであろうと推察されました．T先生はその患者さんにその状態を説明し，保険診療の場合，ブリッジは2年間は作り直しができない*のでもう少し様子をみましょうといって診療を終えました．

　診療後，「あの患者さんはもともと歯周病でブリッジはあまりお薦めしなかったんだが，患者さんの希望でブリッジを入れてあげたんだよ．ブリッジを入れる時にクラウン・ブリッジ維持管理料を算定していたから，やり替えとなるとうちの持ち出しになるんだよな」と困っているようでした．

*クラウン・ブリッジ維持管理料を算定している場合は，その後2年間は同一診療機関において，その間の補綴物再製にかかる費用を算定できない．

解説

　患者さんの希望を優先させ，お薦めしないブリッジを入れたところ，やはりそのブリッジの再製をしたほうがよい結果となりました．しかし，ブリッジを作製してから2年間が経過していないため，保険診療の場合，補綴物再製にかかる費用が算定できず，料金はその歯科医院の負担になります．お薦めしなかったものの，実際に治療をしたのはT先生なので，その主たる責任はT先生に帰することになります．このような場合，どのように対処するのがよいのかを考えてもらうことがねらいです．

構造的振り返り

1. 何が起こったのでしょうか？（何が問題なのでしょうか？）

_____
_____
_____

2. なぜ起こったのでしょうか？（なぜ問題なのでしょうか？）

_____
_____
_____

3. 学んだことは何でしょうか？（問題から学んだことは何でしょうか？）

4. 次の目標は何でしょうか？（次に起こった時はどうしますか？）

議論点

1. あなたがT歯科医師ならどのように対処しますか.

学びの振り返り

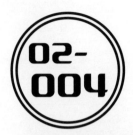

02-004 患者と上司命令

年　　月　　日

「20の質問」関連番号　2，8，12，13，15，16，17

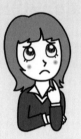

　Yさんは大学病院に勤務する2年目の歯科衛生士です．
　普段の臨床業務では，外来患者や入院患者に対する口腔衛生管理を担当しています．Yさんはいつも患者の口腔衛生管理が終わった後に，口腔内の最終確認をしてもらうために担当歯科医師に声を掛けています．これまでは，担当歯科医師が患者の口腔内の確認のためにチェアサイドに来るまでの間，Yさんは指導記録用紙に記載し患者に手渡した後，患者と口腔内の病状や，時には日常生活に関する会話をして待っていました．また，詳しい歯科衛生実地指導内容は，すべての診療業務が終わった後に追加記載を行っていました．しかし最近，直属の上司から時間外労働が多いので減らすように努力をしなさいと言われました．それ以降，Yさんは歯科衛生実地指導記録のための時間外労働をしないために，担当歯科医師がチェアサイドに来るまでの間も患者と会話することもなく，歯科衛生実地指導記録に専念し，患者をほったらかしにしています．Yさんは，自分のやっていることは医療者として，はたして間違っていないだろうかと迷っています．

構造的振り返り

1. 何が起こったのでしょうか？（何が問題なのでしょうか？）

_____
_____
_____

2. なぜ起こったのでしょうか？（なぜ問題なのでしょうか？）

_____
_____
_____

3. 学んだことは何でしょうか？（問題から学んだことは何でしょうか？）

_____
_____
_____

4. 次の目標は何でしょうか？（次に起こった時はどうしますか？）

　議論点

1. Yさんはどうするべきでしょうか.

2. 上司にはどのような配慮が必要でしょうか.

　学びの振り返り

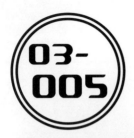

03-005 授業の資料

年　　月　　日

「20の質問」関連番号　3，4，7

ある先生の授業で，講義に使ったパワーポイントを印刷した講義資料が，授業の最後に配られました．その授業に関する授業後の学生アンケートの自由記述欄に以下のような記述がありました．

> 講義資料があるのなら，最初に配ってほしかった．
> 資料に書き込みやメモをしたいので．

構造的振り返り

1. 何が起こったのでしょうか？（何が問題なのでしょうか？）

_____
_____
_____

2. なぜ起こったのでしょうか？（なぜ問題なのでしょうか？）

_____
_____
_____

3. 学んだことは何でしょうか？（問題から学んだことは何でしょうか？）

_____
_____
_____

4. 次の目標は何でしょうか？（次に起こった時はどうしますか？）

_____
_____
_____

学びの振り返り

03-006 何のための授業？

「20の質問」関連番号　3, 4

　私は，今，倫理学の授業を受けています．先生はテレビで放映されたあの「白熱教室」のように教室中を歩き回りながら熱心に講義してくれるのですが，ちんぷんかんぷんでついていけません．おまけに，眠さに負けそうになる私には地獄の苦しみです．実は，この授業の欠席回数が全授業回数の3分の1を超えて失格になりそうなので，しかたなく今日の授業に出席したのです．普段であれば，クラブ活動とアルバイトのために「自主休講」と称して欠席するのですが，単位をもらうために出席しました．倫理はとっても大事だとは思うのですが，高校時代の焼き直しのようなところもあり，なぜこれを大学に入って学ぶ必要があるのかがよくわかりません．あ，授業中にこんなことを考えるなんて……，それにしても眠い．あー，先生と目線が合ってしまいました．あてられそう，どうしよう……．

構造的振り返り

1. 何が起こったのでしょうか？（何が問題なのでしょうか？）

2. なぜ起こったのでしょうか？（なぜ問題なのでしょうか？）

3. 学んだことは何でしょうか？（問題から学んだことは何でしょうか？）

4. 次の目標は何でしょうか？（次に起こった時はどうしますか？）

学びの振り返り

04-007 アクティブ・ラーニング

「20の質問」関連番号　3, 4, 7

　私は，大学では静かに講義を聴いて，最新で最先端の知識を得るのだと思っていました．大学入学後，多くの授業が板書，資料，スライドを使ったりする講義が中心だったので，大学に入った実感がわきました．ところが，最近，学生同士で議論や学習をしたりする授業が増えてきました．議論することは好きですし，私も最初はそれなりに楽しかったのです．しかし，どちらかというと講義を静かに聴いて知識を増やしたいタイプですので，だんだん，自分の意見を言わずに，黙って聞き役に回ることが多くなってきました．こういうのって大学でやるべき授業なのでしょうか？

構造的振り返り

1. 何が起こったのでしょうか？（何が問題なのでしょうか？）

2. なぜ起こったのでしょうか？（なぜ問題なのでしょうか？）

3. 学んだことは何でしょうか？（問題から学んだことは何でしょうか？）

4. 次の目標は何でしょうか？（次に起こった時はどうしますか？）

学びの振り返り

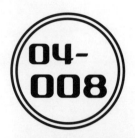

04-008 授業で説明されなかった応用問題

年　　月　　日

「20の質問」関連番号　　1, 3, 4, 7, 11

　期末試験に，授業では説明されなかった応用問題が出題されました．わかる範囲で答えたのですが，なんだか納得できません．友達も同じ意見でしたので，担当の先生に，「習っていない問題がありました」と伝えると，先生は「授業で講義したことしかできないのですか？ シラバスや教科書（テキスト），予習・復習のための資料を読んでいますか？」と問い返してきました．

構造的振り返り

1. 何が起こったのでしょうか？（何が問題なのでしょうか？）

_____
_____
_____

2. なぜ起こったのでしょうか？（なぜ問題なのでしょうか？）

_____
_____
_____

3. 学んだことは何でしょうか？（問題から学んだことは何でしょうか？）

_____
_____
_____

4. 次の目標は何でしょうか？（次に起こった時はどうしますか？）

_____
_____
_____

学びの振り返り

05-009 課題レポートの提出（その1）

年　　月　　日

「20の質問」関連番号　5

　私は，今日，ある授業の課題レポートを担当の先生から返却してもらいました．ところが，思っていた以上に悪い点数がつけられていました．確かに，提出期限を忘れていたために，期限を1日過ぎてからの提出でしたが，徹夜してインターネット上から統計資料などを入手し，自分なりに分析して考えを述べたので，我ながら本当によいレポートになったと思っていたのです．授業後，どうして評価が低いのか先生に質問をしたところ，「提出期限を過ぎていたことは君もわかっているよね．でも，それだけでなく，書式が指示どおりになっていないし，統計資料の出典を注で明記するように言っておいたのに，それがぜんぜん書かれていないよ」と言われました．でも，私にとっては，徹夜して書いた会心のレポートです．それに書式なんか守らなくても読めればよいのだし，統計資料も検索すればどこに書かれているのか誰にでもすぐにわかることなのだから，なぜそんなことが減点の対象になるのか私には納得がいきません．

構造的振り返り

1. 何が起こったのでしょうか？（何が問題なのでしょうか？）

　

　

　

2. なぜ起こったのでしょうか？（なぜ問題なのでしょうか？）

　

　

　

3. 学んだことは何でしょうか？（問題から学んだことは何でしょうか？）

4. 次の目標は何でしょうか？（次に起こった時はどうしますか？）

学びの振り返り

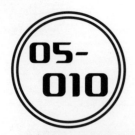

05-010 友人にレポート提出を委託した結果留年してしまった

年　　月　　日

「20の質問」関連番号　5, 8, 12

　歯学科4年生のAくんは，その科目が不合格になると留年するという大切な試験の本試験を落としてしまったため，1週間後である木曜日の午後1時までに課題レポートを学務係に提出するよう指示を受けていました．Aくんは親から仕送りをもらっていないため，毎日，夜は居酒屋で朝方までアルバイトをしています．今回も水曜日の午後，アルバイトの出勤時間の直前にレポートが完成したため，その時間からレポート提出に向かうとアルバイトに間に合わないし，また，今晩も朝方までアルバイトとその後の付き合いもあり，午前中に起きるのが厳しいかもしれないと考えたAくんは，最も信頼をおく友人Bくんに，明日代理でレポートを提出してもらうようメールでお願いしたうえで，直接手渡しでレポートを預け，アルバイトに向かいました．

　翌日木曜日の午後2時頃，学務係から電話があり，レポートの提出がないと言われたAくんは驚いて飛び起き，学務係に急ぎ向かいました．向かう途中，Bくんと連絡が取れ，事情を聞いてみると，Bくんも寝坊したとのことで，大学に到着し学務係に事情を相談したところ，学務係ではどうすることもできないため，直接指導教授を訪ねるようにと言われ，すぐに訪問したのですが，指導教授からは「締切の時間は絶対であり，今となっては君のレポートは受け取れない」と素っ気なく言われ，とりつく島もありません．

　結局，Aくんは留年することになってしまいました．

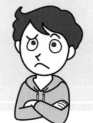

> 構造的振り返り

1. 何が起こったのでしょうか？（何が問題なのでしょうか？）

2. なぜ起こったのでしょうか？（なぜ問題なのでしょうか？）

3. 学んだことは何でしょうか？（問題から学んだことは何でしょうか？）

4. 次の目標は何でしょうか？（次に起こった時はどうしますか？）

議論点

1. どこに問題点があったのでしょうか？

2. 本来ならどうすべきだったのでしょうか？

学びの振り返り

06-011 課題レポートの提出（その2）

年　　月　　日

「20の質問」関連番号　5, 6

　私は，昨夜，社会正義と医療をテーマにした臨床倫理学のレポートを提出しなければならないことを思い出しました．提出期限が今朝までだったので，大急ぎで検索エンジンを使い，ヒットしたWeb上のサイトからコピー＆ペーストしてレポートを作成しました．そのサイトは誰が作ったかはわかりませんが，なかなかよいことが書かれていたので，ほとんどそのままをレポートに貼りつけたのです．PCを買ってくれた両親には感謝しています．

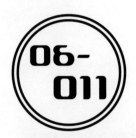

構造的振り返り

1. 何が起こったのでしょうか？（何が問題なのでしょうか？）

2. なぜ起こったのでしょうか？（なぜ問題なのでしょうか？）

3. 学んだことは何でしょうか？（問題から学んだことは何でしょうか？）

4. 次の目標は何でしょうか？（次に起こった時はどうしますか？）

学びの振り返り

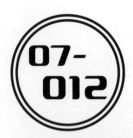

授業ノート（その1）

年　　月　　日

「20の質問」関連番号　1, 3, 4, 7

私は，授業でノートをとりません．せいぜい，配布資料に書き込みをしているくらいです．高校時代までは一生懸命ノートを書いていましたが，周りの同級生をみても誰も授業ノートをとっていません．今は，教科書や参考書もあり，また，授業のたびに資料が配られるので，ノートをとる必要がないのです．

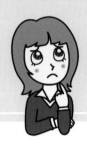

構造的振り返り

1. 何が起こったのでしょうか？（何が問題なのでしょうか？）

2. なぜ起こったのでしょうか？（なぜ問題なのでしょうか？）

3. 学んだことは何でしょうか？（問題から学んだことは何でしょうか？）

4. 次の目標は何でしょうか？（次に起こった時はどうしますか？）

学びの振り返り

07-013 授業ノート（その2）

「20の質問」関連番号　1, 3, 4, 7

> 3年生のAくんは，入学以来授業ノートをとっていません．定期試験の前になると友人のBくんとCさんのノートを借ります．Bくんのノートは，項目ごとに要点がまとめられており，重要な点がよくわかります．Cさんのノートは，授業中先生の言ったことを一字一句もらさずに筆記されています．Aくんは試験前に2人のノートのコピーで勉強し，よい試験結果を得ることができています．2人にはいつも感謝しています．

構造的振り返り

1. 何が起こったのでしょうか？（何が問題なのでしょうか？）

2. なぜ起こったのでしょうか？（なぜ問題なのでしょうか？）

3. 学んだことは何でしょうか？（問題から学んだことは何でしょうか？）

4. 次の目標は何でしょうか？（次に起こった時はどうしますか？）

議論点

1. Aくんの何が問題でしょうか？
_____
_____
_____

2. BくんとCさんはどのように対応すればいいでしょうか？
_____
_____
_____

3. このようなことが起こらないためには，どうすればよいでしょうか？
_____
_____
_____

学びの振り返り

08-014 遅れてきた指導医

「20の質問」関連番号　8, 14, 15, 16

歯科衛生士臨床実習生のNさんは，指導医の診療補助を行うため，治療器材の準備をしていました．患者さんは予約時間の10分前から待合室で待機していたため，予約時間になったところで診療ユニットに案内し，指導医の到着を待ちました．しかし，予約時間を10分経過しても指導医は現れません．そこで，Nさんが医局に指導医を呼びに行ったところ，指導医は他の医局員と楽しそうに雑談をしていました．患者さんが待っていることを告げると，指導医は不機嫌そうに「わかってる．今すぐ行くから．大事な会議が長引いているので少し到着が遅れると患者に説明しておくように」と言いました．診療室へ戻ったNさんはしたかなく，指導医に言われたように患者さんに説明しました．そこへ，指導医が慌てた様子で現れ，「申し訳ありません．会議が長引いてしまって」と患者さんに謝罪しました．患者さんは「お忙しいところ，申し訳ございません」と恐縮していました．

構造的振り返り

1. 何が起こったのでしょうか？（何が問題なのでしょうか？）

2. なぜ起こったのでしょうか？（なぜ問題なのでしょうか？）

3. 学んだことは何でしょうか？（問題から学んだことは何でしょうか？）

4. 次の目標は何でしょうか？（次に起こった時はどうしますか？）

議論点

1. 指導医の対応にはどのような問題があるのでしょうか？

2. Nさんはこの後どうすればよいのでしょうか？

学びの振り返り

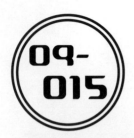

09-015 インフルエンザでの登校

年　　月　　日

「20の質問」関連番号　　9, 12

　3年生の私は木曜日の昼から気分が悪く，その日の夜に高熱が出たため，夜間に救急病院を受診し，インフルエンザと診断されました．幸い，翌日の金曜日は祝日だったので，病院でもらった薬を飲んで自宅で休養できました．土曜日の夜には平熱に戻り，日曜日の夜には，ずいぶん楽になりました．

　ある授業で，インフルエンザに罹患した学生は授業に出席してはいけないことが法律で決まっていると聞きました．私も大学を休まないといけないのかもしれませんが，月曜日は3限に実習がある日です．実習は1日でも休んだら留年になるので，補講が受けられなければ留年します．去年の同じ時期に，友人がインフルエンザで実習を休みました．その時は，公欠の申請をして補講を受けたそうです．友人の話では，公欠の手続きや，先生との日程調整が大変だったらしいです．それに，実習担当の先生から補講の日を冬休み中に指定されたため，実家に帰るために予約していた航空券が無駄になってしまったと，友人がぼやいていたのを覚えています．私は月曜日に休んだら，公欠の申請をして補講を受けなければ留年してしまいます．冬休みが近いので，先生から補講を冬休みに行うと言われる可能性がありそうです．しかし，冬休み中に部活旅行の幹事をすることになっていて，私が行けなくなると部の皆に迷惑をかけてしまいます．

　今回の週末は誰とも会っていないので，私がインフルエンザに罹ったことは学校の人は誰も知りません．明日も熱が出なければ，他の人にはうつらないと思うので，頑張って学校に行こうと思っています．

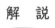

解　説

　出席停止とは，感染症の予防として行われるものです．
　学校保健安全法第19条で「校長は感染症にかかっており，かかっている疑いがあり又はかかるおそれのある児童生徒等があるときは，政令で定めるところにより，出席を停止させることができる．」と定められており，大学もこれに準拠します．
　なお，学校保健安全法施行規則でインフルエンザは学校において予防すべき感染症の第二種に分類され，出席停止期間は「発症後した五日を経過し，かつ解熱した後二日（幼児にあっては三日）を経過するまで」と定められています．

※「学校において予防すべき感染症の解説：文部科学省」より一部引用

構造的振り返り

1. 何が起こったのでしょうか？（何が問題なのでしょうか？）

2. なぜ起こったのでしょうか？（なぜ問題なのでしょうか？）

3. 学んだことは何でしょうか？（問題から学んだことは何でしょうか？）

4. 次の目標は何でしょうか？（次に起こった時はどうしますか？）

学びの振り返り

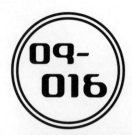

酒臭い状態での診療行為

「20の質問」関連番号　8, 9, 10, 11, 12, 15, 19

研修歯科医のK歯科医師は，高校時代の同級生の結婚披露宴に出席しました．そこで明け方まで酒を飲み，そのまま仮眠をとって診療開始時刻ぎりぎりに出勤しました．診療が終わった患者さんが，受付で「今日の先生は，お酒のにおいがしました」と言いました．

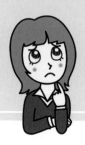

構造的振り返り

1. 何が起こったのでしょうか？（何が問題なのでしょうか？）

2. なぜ起こったのでしょうか？（なぜ問題なのでしょうか？）

3. 学んだことは何でしょうか？（問題から学んだことは何でしょうか？）

4. 次の目標は何でしょうか？（次に起こった時はどうしますか？）

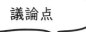

1. K歯科医師の何が，そしてなぜ問題なのでしょうか？

2. K歯科医師はどうするべきだったでしょうか？

3. このような問題が起こらないようにするためにはどうすればよいでしょうか？

学びの振り返り

10-017 診療時の服装

「20の質問」関連番号　10, 11, 12, 13

　病院実習での学生の服装は，規定の白無地ケーシー型白衣，白衣の中は無地のTシャツ，ズボンは白またはベージュ，靴は白スニーカーと決められています．臨床実習生のZさんは，規定の服装に従って実習を行っていましたが，歯科医師よりも臨床実習生の服装が細かく規定されていることに疑問をもっていました．歯科医師の中には，実習では禁止されているピアスを付けていたり，派手な色の白衣を着たり，サンダル型の靴を履いて診療する歯科医師がいました．中にはデニム素材のズボンを履いている歯科医師もいました．臨床実習を行うのも診療を行うのも，病院にいることは同じなのだから，歯科医師たちも臨床実習生と同等の服装をするべきだと思いました．

構造的振り返り

1. 何が起こったのでしょうか？（何が問題なのでしょうか？）

2. なぜ起こったのでしょうか？（なぜ問題なのでしょうか？）

3. 学んだことは何でしょうか？（問題から学んだことは何でしょうか？）

4. 次の目標は何でしょうか？（次に起こった時はどうしますか？）

議論点

1. 臨床実習の学生の服装にはどうして規程があるのでしょうか？

_____

_____

_____

2. 歯科医師と臨床実習生の服装の規程は同じでなければならないでしょうか？

_____

_____

_____

3. 患者から見て適切な服装とはどのようなものでしょうか？

_____

_____

_____

4. 診療時の服装にはどのような意味があるのでしょうか？

_____

_____

_____

学びの振り返り

10-018 電車の中での会話

「20の質問」関連番号　1, 2, 10, 12, 15, 16, 19

　臨床実習生のQくんは，口腔外科外来で口腔がんの患者Rさんの診療を見学しました．手術でかなりの範囲を切除する予定とのことでした．教科書や写真では，口腔がんを見たことがありましたが，実際に目の当たりにするとかなり衝撃的でした．
　臨床実習生で同期のSくんと帰りの電車の中でその話になりました．「顎骨がほとんどなくなっちゃうなんて大変だよなあ」，「T建設の部長で働き盛りだし，子どもも2人いるらしいよ．どうするんだろう」，「顎義歯を装着することになるんだろうなあ」，「口の中がぐちゃぐちゃですごく痛そうだったよ……」，ついつい声も大きくなっていたようで，気がつくと，目の前に座っている乗客がQくんとSくんをじっとみつめていました．

構造的振り返り

1. 何が起こったのでしょうか？（何が問題なのでしょうか？）

2. なぜ起こったのでしょうか？（なぜ問題なのでしょうか？）

3. 学んだことは何でしょうか？（問題から学んだことは何でしょうか？）

4. 次の目標は何でしょうか？（次に起こった時はどうしますか？）

議論点

1. Qくんの言動の何が問題でしょうか？

2. このような問題が起こらないようにするためにはどうすればよいでしょうか？

3. このような会話が許される状況や条件があるとすれば，それはどのようなものでしょうか？

学びの振り返り

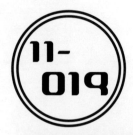

11-019 大学キャンパス内売店での新入生の会話

「20の質問」関連番号　2，4，8，11，12，13

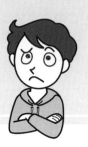

　　私は歯学部の臨床実習生です．ある日，患者も利用するキャンパス内の売店でレジの順番を待っていたところ，後ろから新入生2人の会話が聞こえてきました．

　　新入生A：オリエンテーションの時のあの教授，ちょー高圧的だったなあ
　　新入生B：そうだ，そうだ
　　新入生A：めちゃ腹が立った
　　新入生B：おれもだよ
　　新入生A：オリエンテーション開始に少し遅れただけで，あんなに怒るとは
　　新入生B：これから先もずーっとあんなだと嫌になりそうだよ
　　新入生A：あああー，ゆううつ……

構造的振り返り

1. 何が起こったのでしょうか？（何が問題なのでしょうか？）

---

2. なぜ起こったのでしょうか？（なぜ問題なのでしょうか？）

---

3. 学んだことは何でしょうか？（問題から学んだことは何でしょうか？）

---

4. 次の目標は何でしょうか？（次に起こった時はどうしますか？）

学びの振り返り

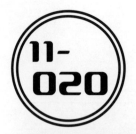

11-020 臨床実習生と歯科衛生士の会話

「20の質問」関連番号　11，13，20

> 　臨床実習生のDくんが，「超音波スケーラーが動かないから見にこい」と歯科衛生士のEさんを呼びました．Eさんは，チェアのところに行って使い方を説明しましたが，Dくんから「いつも早くから準備しておけよ」と言われました．動かない原因は，メインスイッチがONになっていないということでした．
> 　なお，超音波スケーラーの使用方法に関しては，すでに教員から学生に対して，3回同じ説明・指示が行われていました．

構造的振り返り

1. 何が起こったのでしょうか？（何が問題なのでしょうか？）

2. なぜ起こったのでしょうか？（なぜ問題なのでしょうか？）

3. 学んだことは何でしょうか？（問題から学んだことは何でしょうか？）

4. 次の目標は何でしょうか？（次に起こった時はどうしますか？）

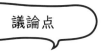

1. Dくんの言動のどこに問題があったのでしょうか？

学びの振り返り

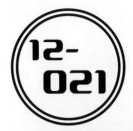

12-021 散乱した抜去歯

年　　月　　日

「20の質問」関連番号　1, 10, 12, 16, 19

6年生のJくんは，歯科治療の技術向上トレーニングのために，クラブの先輩やOBから歯科医院で抜去された歯を収集し，乾燥を防ぐため水道水を入れた瓶に保存していました．ある日，大学でトレーニングをするためにその瓶を手提げ袋に入れ，自転車の荷台に引っかけて登校したところ，手提げ袋ごと紛失してしまいました．今日は講義と実習が詰まっていたのですぐに探すわけにいかないため，講義終了後の夕方に探すことにしました．すると，昼休みに大学事務局から連絡があり，Jくんの名前のついた手提げ袋がみつかったこと，中の瓶が割れて道路に瓶の破片と抜去歯が散乱していたこと，発見して片付けた近所の住民が怒っていることを告げられました．事務局のスタッフからは，夕方に教員と一緒に謝りに行き，割れた瓶と抜去歯を引き取りに行くよう勧められました．また，事務室を去る時に，別のスタッフから「抜去歯の取り扱いについては，今後ルールづくりが必要だろうね」と告げられました．

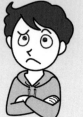

構造的振り返り

1. 何が起こったのでしょうか？（何が問題なのでしょうか？）

_____
_____

2. なぜ起こったのでしょうか？（なぜ問題なのでしょうか？）

_____
_____

3. 学んだことは何でしょうか？（問題から学んだことは何でしょうか？）

_____
_____

4. 次の目標は何でしょうか？（次に起こった時はどうしますか？）

_____
_____

議論点

1. 近所の住民はなぜ怒っているのでしょうか？

2. Jくんはこれからどのようにするのがよいでしょうか．また，再発防止のためにどのような点に気をつけたらよいでしょうか？

3. 歯を削る練習には模型より実際の抜去歯のほうが適しているとしても，だからといって抜去歯を収集してよいでしょうか．教育目的の利用なら問題がないでしょうか？

4. Jくんに渡してくれたOBの歯科医院院長は患者の同意をとっていたのでしょうか？

5. あなたは学生，事務職，教員，地域住民それぞれの立場で考えて，ルールづくりは必要だと思いますか，もし必要ならばどのようなルールが好ましいと考えますか？

学びの振り返り

12-022 エックス線撮影

「20の質問」関連番号　12, 14, 15, 16, 18, 19

　Bさんは開業医に5年間勤務している歯科衛生士です．歯周治療を担当する患者さんとのコミュニケーションも良好で，信頼関係が築けていると感じています．最近では歯周病検査のためのエックス線撮影も院長から任されるようになりました．Bさんは，エックス線撮影では，撮影準備やフィルムの固定は歯科診療補助として認められていても，放射線の照射は歯科衛生士には認められていないことを知っています．しかし，診療室内には院内スタッフ以外に見ている人もいないし，患者さんとの信頼関係も築けているので，院外に漏れる心配はないと思い，院長の指示に従いエックス線の照射も自分で行っています．

構造的振り返り

1. 何が起こったのでしょうか？（何が問題なのでしょうか？）

2. なぜ起こったのでしょうか？（なぜ問題なのでしょうか？）

3. 学んだことは何でしょうか？（問題から学んだことは何でしょうか？）

4. 次の目標は何でしょうか？（次に起こった時はどうしますか？）

1. Bさんの行為にはどのような問題があるのでしょうか？

2. 院長はどうするべきでしょうか？

学びの振り返り

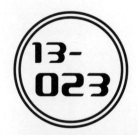

13-023 受付当番

「20の質問」関連番号　　13, 20

　真夏の暑い臨床実習中の出来事だったと思いますが，こんなことがありました．
　私は，受付当番の時に8時10分に診療室に着きました．受付当番は8時15分までに来ることが決まりですが，もう1人の受付当番のBくんはまだ来ていませんでした．私が通う大学附属病院では，早朝7時から診療室の掃除が行われています．当日も，清掃業者の方々が汗をかきながら忙しく働いていました．私は「おはようございます．いつもありがとうございます」と声をかけてから，受付の準備にとりかかりました．同級生のBくんは8時15分ぎりぎりにやってきましたが，ちょうど清掃が終わり，診療室から出ていこうとしていた清掃業者の方々とすれ違いました．Bくんは「お疲れ．でも早いね」と私に声をかけてから，「あのおっさんたち，すごく汗臭かった」とつぶやいた後に，受付の準備を始めました．
　その時，指導教員が受付の準備状況をチェックにこられました．Bくんと私は，同時に「おはようございます」と挨拶をしました．「準備はできましたか？」と指導教員が尋ねると，Bくんが「Cさん（私）が早くから来て準備をしてくれたので，ちゃんと準備できました」と答えました．

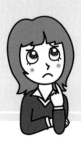

構造的振り返り

1. 何が起こったのでしょうか？（何が問題なのでしょうか？）

2. なぜ起こったのでしょうか？（なぜ問題なのでしょうか？）

3. 学んだことは何でしょうか？（問題から学んだことは何でしょうか？）

4. 次の目標は何でしょうか？（次に起こった時はどうしますか？）

議論点

1. 私はBくんの言動に対してどのように対応するべきでしょうか？

学びの振り返り

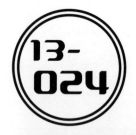

13-024 新聞への投書

年　　月　　日

「20の質問」関連番号　10，13，15，17，19

> 大学附属病院で臨床実習中の歯科衛生士学生Mさんの今日の実習内容は，指導医の支台歯形成の診療補助です．実際の臨床現場で患者さんのバキューム操作を行うのは初めてなので，Mさんはとても緊張していました．口腔内でのバキューム操作は難しくて，診療中，指導医に何度も注意されましたがなかなかうまくできませんでした．いらいらした指導医は診療を中断し，患者さんの横でMさんを大声で怒り始めました．しばらく怒った後，診療は再開されましたが，Mさんはひどく落ち込んでしまいました．診療終了後，ことの成り行きをみていた患者さんは，指導医が診療録記載のためチェアサイドをいったん離れた際に，「なんてひどい先生なの．一生懸命頑張っているあなたを，患者の前であんなに大声で怒るなんて．ダメな先生がいなくなるように，私が地元新聞の投書欄にこの病院のことを投書してあげるから元気出してね」とMさんを励ましました．Mさんは患者さんの言葉に，何も答えることができませんでした．

構造的振り返り

1. 何が起こったのでしょうか？（何が問題なのでしょうか？）

_____
_____
_____

2. なぜ起こったのでしょうか？（なぜ問題なのでしょうか？）

_____
_____
_____

3. 学んだことは何でしょうか？（問題から学んだことは何でしょうか？）

_____
_____
_____

4. 次の目標は何でしょうか？（次に起こった時はどうしますか？）

議論点

1. 指導医の態度にはどのような問題があるのでしょうか？

2. Mさんは患者さんに何と答えればよかったのでしょうか？

学びの振り返り

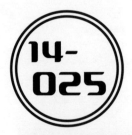

14-025 同僚の出勤の打刻をした研修歯科医

年　　月　　日

「20の質問」関連番号　12, 13, 14

研修歯科医のH歯科医師は，休憩時間中に同僚のI歯科医師と雑談をしていました．その時，H歯科医師はI歯科医師に「今朝，Jくんの出勤のタイムカードを代わりに押してあげたんだよ．彼は遅刻が多くって，指導医の先生から注意されているからね」と得意げに言いました．

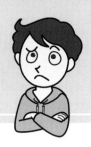

構造的振り返り

1. 何が起こったのでしょうか？（何が問題なのでしょうか？）

2. なぜ起こったのでしょうか？（なぜ問題なのでしょうか？）

3. 学んだことは何でしょうか？（問題から学んだことは何でしょうか？）

4. 次の目標は何でしょうか？（次に起こった時はどうしますか？）

議論点

1. H歯科医師の行動の何が，そしてなぜ問題なのでしょうか？

2. I歯科医師はどうすればよいでしょうか？

学びの振り返り

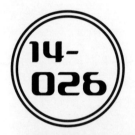

14-026 医療系学部キャンパス内の有料駐車場

「20の質問」関連番号 2, 12, 14, 15, 16, 17

　歯学科の臨床実習生である私は，指導教員の指導を受けながら担当患者の次回診療日を予約します．患者予約にあたっては，大学附属病院に来院される患者さんには公共交通機関の利用をお願いしますが，渋滞を見越して予約時間を決めているのにもかかわらず，午前中や雨の日には，一般道路までマイカーやバスなどの長い行列（渋滞）が続くことが多く，患者さんが約束の診療時間に遅れることもしばしばあります．このような時に「遅れて申し訳ありません」と詫びる患者さんもいれば，遅れたために治療時間が短くなるなどの苦情（クレーム）をいう患者さんもいるなどさまざまです．そのため，臨床実習中の私は，指導医と予約時間に遅れてきた患者さんや次の予約患者さんとの間で板挟み状態になり，つらい体験をすることになります．

　医療系学部のキャンパスは敷地が狭く，駐車スペースも少ないために，駐車場の利用は許可を得た一部の大学教職員に限られており，学生は原則駐車場を利用できません．来訪者については駐車場の利用は有料であり，患者さんを除く家族や付添い，お見舞いの方も有料です．

　しかし現実には，駐車場の車の通行停止バーの開閉時間（タイムラグ）を利用して，前方の車の後を追いかけるようにして駐車場に入り，ただで駐車している学生がいます．

構造的振り返り

1. 何が起こったのでしょうか？（何が問題なのでしょうか？）

2. なぜ起こったのでしょうか？（なぜ問題なのでしょうか？）

3. 学んだことは何でしょうか？（問題から学んだことは何でしょうか？）

4. 次の目標は何でしょうか？（次に起こった時はどうしますか？）

学びの振り返り

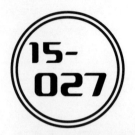

15-027 臨床実習でのノルマと治療方法に関するインフォームド・コンセント

年　　月　　日

「20の質問」関連番号　2, 5, 12, 14, 15, 16, 19

> M大学歯学部では，保存修復学の臨床実習で，最低1症例のコンポジットレジン充塡と最低1症例のインレー修復が求められています．
>
> 臨床実習生のNくんは，臨床実習が残り2カ月となったところで，いまだインレー修復が1症例も経験できていませんでした．ある日，初診で下顎右側第一小臼歯の咬合面にう蝕のある患者（20歳，女性）が来院し，Nくんが担当となりました．エックス線検査の後，指導教員から，患者に対して歯の状態の説明と治療方法の種類の説明をするように指示されました．患者は金属色でなく歯に近い色の充塡治療を希望しましたが，Nくんは当該歯には咬合力が強くかかるために強度が必要であるとインレー修復を受けるよう患者を説得し，指導教員に対しては，患者がインレー修復を希望したと報告しました．

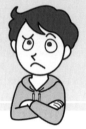

構造的振り返り

1. 何が起こったのでしょうか？（何が問題なのでしょうか？）

2. なぜ起こったのでしょうか？（なぜ問題なのでしょうか？）

3. 学んだことは何でしょうか？（問題から学んだことは何でしょうか？）

4. 次の目標は何でしょうか？（次に起こった時はどうしますか？）

議論点

1. Nくんは患者から正しくインフォームド・コンセントをとったといえるでしょうか？

2. Nくんの治療方法の説明は適切であるといえるでしょうか？

3. Nくんは患者さんの希望に十分に配慮したといえるでしょうか？

4. Nくんからの指導教員への説明は適切だったでしょうか？

5. あなたがNくんだったらどうしますか？

6. あなたが患者さんだったらどうしますか？

7. あなたが臨床実習のカリキュラムを立案する立場だったら，このような問題を防ぐために，どのような仕組みを考えますか？

学びの振り返り

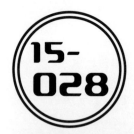

15-028 院長からの指示

年　　月　　日

「20の質問」関連番号　15，16，17，19

卒業して4年目のK歯科医師は臨床研修が修了すると同時に就職しましたが，毎週1日は母校の大学附属病院小児歯科で研修を行っています．3年間勤務した院長の勧めもあって，今春から新たにL歯科医院の副院長として就職することになりました．その日，8歳の女児が泣きながら母親に連れられて来院しました．L院長から歯冠崩壊した下顎右側第二乳臼歯を抜去するよう言われたので口腔内を診たところ，確かに歯冠の一部はう蝕のため欠けていますが，修復もしくは歯髄処置を行うことで対応できそうだと思いました．その旨院長に告げると，「抜きたくなければ抜かなくてもよいけれど，う蝕は感染症だからこの医院ではシビアなう蝕は抜歯して保隙装置を入れていますよ」と言われました．抜歯すると元には戻せないので，L院長とそのことについてしっかり話し合いたいと思いましたが，今日は急患が多く，待合室には予約時間になった患者さんも待っているため，ゆっくり話し合う時間はないようです．L院長とは人間関係がまだしっかりできていないので，院長が提示した治療方針に異を唱えると，院長との良好な関係が壊れると困ります．でも，抜いてしまったら元には戻せないし……，とK歯科医師は悩んでいます．

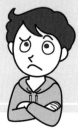

構造的振り返り

1. 何が起こったのでしょうか？（何が問題なのでしょうか？）

2. なぜ起こったのでしょうか？（なぜ問題なのでしょうか？）

3. 学んだことは何でしょうか？（問題から学んだことは何でしょうか？）

4. 次の目標は何でしょうか？（次に起こった時はどうしますか？）

議論点

1. まずは治療方針が異なる理由を考えてみましょう．治療方針は時代や地域によって，さらには患者背景や社会心理的側面を考慮することで変わってきますし，技術的には来院回数やラバーダムによる感染根管処置が可能かどうかによっても変化します．つまり，絶対的な1つの方針や方法が存在するわけではありません．

2. 患者および重要他者（今回の場合は母親）は異なる治療方針が存在することの説明を受けて理解し，1つの治療を選択することに納得できているかどうかを考えましょう．

3. たとえ院長の指示があったとしても医療行為を行うのはK歯科医師自身ですから，その主たる責任は医療行為を行ったK歯科医師に帰することになります．「納得してはいなかったが院長から言われたので行った」「これからの院長との関係が崩れることを考えると否定できなかった」という考え方が社会から認められるかどうか考えましょう．

4. Jonsenの4分割法*に照らして以下の4つの側面から考えましょう．
①医学的適応：これから行う歯科医療が客観性と合理性を兼ね備えているか．
②患者の意向：患者の事情を考慮したインフォームド・コンセント（あるいは代諾）が可能か．
③Quality of Life：患者の福利に資するQOLの維持と向上に配慮できているか．
④周囲の状況：その他の考慮すべきことがらが考慮されているか．

*Albert R.Jonsenほか『臨床倫理学 ― 臨床医学における倫理的決定のための実践的なアプローチ（原著第5版）』（赤林 朗ほか訳，新興医学出版社，2006年）参照

5. 一般的には保隙装置は保険診療でカバーされないことから，自費診療となりえます．保険診療と自費診療の違いを理解し，患者に説明する事柄の違いを考えましょう．

学びの振り返り

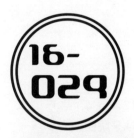

エレベーターホールでの会話

年　　　月　　　日

「20の質問」関連番号　2, 12, 16

歯学科の臨床実習生であるAさんは，今日も同じ班のBさんと一緒に，臨床実習後にある講義に向かうため，エレベーターを待っているところです．エレベーターは，患者さんが使われるものとは分けられているので，ふと，さっき見たことを話したくなりました．

Aさん：ねぇ，さっきのC先生の患者さんのことだけどさ
Bさん：あ，あの眼鏡の可愛いおばあちゃん？
Aさん：そうそう，Dさん．治療が終わったら，DさんがC先生に封筒を渡そうとしていたの
Bさん：そうなの．封筒？
Aさん：C先生は，断っていたけど，DさんがC先生のポケットに入れようとしていたから，結局どうなったのかなと思って
Bさん：手紙とか？
Aさん：だから何だったのかなと思って

エレベーターがきたので2人は乗り込んで，ドア側に向き直りました．すると閉まりかけたエレベーターの扉の先に寂しげな表情のDさんの姿が見えました．

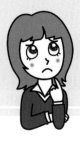

> 構造的振り返り

1. 何が起こったのでしょうか？（何が問題なのでしょうか？）

_____
_____
_____

2. なぜ起こったのでしょうか？（なぜ問題なのでしょうか？）

_____
_____
_____

3. 学んだことは何でしょうか？（問題から学んだことは何でしょうか？）

_____
_____
_____

4. 次の目標は何でしょうか？（次に起こった時はどうしますか？）

_____

_____

_____

議論点

1. 雑談の場として，病院内は適切でしょうか？

_____

_____

2. C先生は，なぜ封筒を受け取るのを断っていたのでしょうか？

_____

_____

3. Dさんは，なぜ寂しげな表情だったのでしょうか？

_____

_____

_____

学びの振り返り

_____

_____

_____

_____

_____

_____

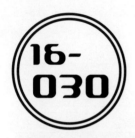

16-030 患者の利益・権利，患者への対応

年　　月　　日

「20の質問」関連番号　2，13，15，16，17

　　Aさん（45歳，女性）は，食事時の左側顎関節痛を主訴に顎関節外来を受診しました．2年前より食事時に左側顎関節部に痛みがあり，肉を食べることができないと訴えられました．B歯科医師は左側顎関節症と診断し鎮痛薬を処方しました．その結果，食事時の痛みは少し軽減したそうです．2日後に実施されたMRI検査では，顎関節部の骨や関節円板に異常は指摘されませんでした．

　　治療方針として，B歯科医師はスプリントを作成することとし，印象採得を行いました．次の診察予約日にAさんは来院せず，その後，何の連絡もありませんでした．

　　初診日から2カ月後に，Aさんは再び左側顎関節痛を訴えて来院しました．B歯科医師は受診を拒否することもできずに困ってしまいました．

構造的振り返り

1. 何が起こったのでしょうか？（何が問題なのでしょうか？）

2. なぜ起こったのでしょうか？（なぜ問題なのでしょうか？）

3. 学んだことは何でしょうか？（問題から学んだことは何でしょうか？）

4. 次の目標は何でしょうか？（次に起こった時はどうしますか？）

議論点

1. Aさんの何が問題でしょうか？

2. B歯科医師は患者Aさんにどのように対応すればいいでしょうか？

3. このようなことが起こらないためには，どうすればよいでしょうか？

学びの振り返り

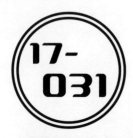

患者さんからの一言

年　　月　　日

「20の質問」関連番号　2，15，16，17，18，19，20

　研修歯科医の私は，医科の緩和病棟から紹介された患者Cさん（46歳，女性）に，診察所見やエックス線検査結果をもとに，歯科治療や口腔衛生管理の必要性を説明していました．すると患者さんは，「いくら歯の治療や歯磨きをしても，私はあと2週間しか生きられないですよ」と言われました．患者さんは，過去に頭頸部がんの手術や放射線や化学療法のために入退院を繰り返していて，今度が4回目の入院でした．Cさんは，病棟の看護師から紹介されて歯科受診をされたのでした．しかし，Cさんが歯科受診を希望していたわけではなかったようです．

　事前に医科の診療記録をみていた時に，現在の全身の状況や処置，投薬の内容を確認し，また，がん告知がなされていたことや，その内容も確認できていましたので，頭の中では起こりうることだと意識はしていました．しかし，実際にCさんが他人事のように言う何気ない一言で，頭の中が真っ白になってしまいました．

　その時，傍らにいたベテランの歯科衛生士が，患者さんに近づき「そうなんですか……」と言いながらそっと寄り添い，肩や背中を手で触れ，まるで患者さんを支えるような対応をされました．

構造的振り返り

1. 何が起こったのでしょうか？（何が問題なのでしょうか？）

_____
_____
_____

2. なぜ起こったのでしょうか？（なぜ問題なのでしょうか？）

_____
_____
_____

3. 学んだことは何でしょうか？（問題から学んだことは何でしょうか？）

_____
_____
_____

4. 次の目標は何でしょうか？（次に起こった時はどうしますか？）

学びの振り返り

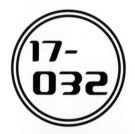

17-032 抜歯後の神経麻痺

「20の質問」関連番号　2, 15, 16, 17

患者のLさんは，昨日，かかりつけ歯科医院からの紹介で，大学附属病院でM歯科医師に下顎右側の智歯を抜去してもらいました．翌日，洗浄で診察を受けたかかりつけ歯科医院で，唇がしびれたままだということを告げると，すぐに大学附属病院に行くように言われました．

大学附属病院に行くと，受付からM歯科医師は手術中なので待つように言われました．結局，3時間ほど待たされ，M歯科医師がやってきて，「唇，しびれてるんだって？」と聞かれました．「そうです」と言うと，「薬出すから，飲んでおいて．来週もう一度来て」と言われました．「どうなるんですか？ 治りますか？」と聞いたら，「治ることが多いけど，治らない人もいる」と他人事のように言われました．無責任な態度に腹が立ち，「医療ミスでしょう．いい加減な治療をしたんでしょう」と言うと，M歯科医師は「抜く前にちゃんと説明したよね」と答えました．

構造的振り返り

1. 何が起こったのでしょうか？（何が問題なのでしょうか？）

2. なぜ起こったのでしょうか？（なぜ問題なのでしょうか？）

3. 学んだことは何でしょうか？（問題から学んだことは何でしょうか？）

4. 次の目標は何でしょうか？（次に起こった時はどうしますか？）

議論点

1. M歯科医師の患者Lさんへの対応は適切だったでしょうか？

---

2. このようなことが起こらないためには，どうすればよいでしょうか？

学びの振り返り

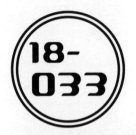

18-033 臨床実習で登院中の学生がSNSで患者の募集を行っていた

年　　月　　日

「20の質問」関連番号　1，2，12，15，18

> B歯科大学において，セキュリティ担当の教員が学生のSNSをみていたところ，臨床実習で登院中の学生が，一般公開された状態で自らの患者募集を行っていました．
>
> ・私はB歯科大学の5年生です．
> ・共用試験CBT，OSCEに優秀な成績で合格し，現在，臨床実習で診療を行っています．
> ・腕は未熟かもしれませんが，指導教員の下，簡単な治療はさせてもらっています．
> ・すでに20症例ほど経験しています．（2カ月経過時点）
> ・失敗したことはありません．
> ・保険診療はもちろん，自費診療もOKです．
> ・私の将来性を買って，ぜひ，患者になってください．
> ・医療面接は得意としています．
> ・必ず満足してもらえると思います．
> ・初診の受付の前に直接連絡をいただければ，待たずに予約できます．
> ・料金については，ご相談ください．
>
> といった内容が，自ら診療中の写真や大学病院の写真と一緒に掲載されていました．

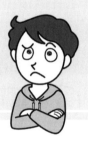

構造的振り返り

1. 何が起こったのでしょうか？（何が問題なのでしょうか？）

2. なぜ起こったのでしょうか？（なぜ問題なのでしょうか？）

3. 学んだことは何でしょうか？（問題から学んだことは何でしょうか？）

_____

_____

_____

4. 次の目標は何でしょうか？（次に起こった時はどうしますか？）

_____

_____

_____

議論点

1. 倫理的にはどのような問題点があるのでしょうか？

_____

_____

_____

2. 法的にはどのような問題点があるのでしょうか？

_____

_____

_____

学びの振り返り

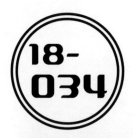

インプラント治療への挑戦

年　月　日

「20の質問」関連番号　1, 7, 11, 15, 18

歯科医師免許取得後5年目のF歯科医師は開業して1年になります．これからの歯科医療には口腔インプラント治療が必要だと思い，1日コースの講習会を受けました．F歯科医師は，講習を受けたのだから，必要な機材が整い次第，口腔インプラント治療を実施しようと考えています．

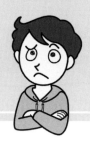

> 構造的振り返り

1. 何が起こったのでしょうか？（何が問題なのでしょうか？）

_____
_____
_____

2. なぜ起こったのでしょうか？（なぜ問題なのでしょうか？）

_____
_____
_____

3. 学んだことは何でしょうか？（問題から学んだことは何でしょうか？）

_____
_____
_____

4. 次の目標は何でしょうか？（次に起こった時はどうしますか？）

_____
_____
_____

議論点

1. F歯科医師の行動にはどのような問題があるでしょうか？

2. あなたがF歯科医師ならどうしますか？

学びの振り返り

19-035 口唇の裂傷

「20の質問」関連番号　15，16，17，18，19，20

　研修歯科医のE歯科医師が担当するFさん（50歳，女性）は，2～3日前から上顎右側第二小臼歯の咬合痛を訴えています．検査の結果，慢性根尖性歯周炎と診断されました．E歯科医師は，指導歯科医と相談して，クラウンを除去して感染根管処置を行う治療計画を立て，Fさんに説明し，同意を得ました．E歯科医師は，アシスタントがいないので1人でクラウンの除去を行いました．しかし，タービンヘッドを口腔外に移動した時，誤って下唇を傷つけてしまいました．止血を行い，診療を続け，予定のところまで診療を行いました．下唇からの出血が再度認められたため，止血薬で止血した後，次回の予約をとり，15時に帰宅させました．口唇の裂傷については，適切に止血したので問題ないと判断し，指導歯科医に報告はしませんでした．また，診療録にも記載しませんでした．その日の20時頃，Fさんは，口唇から出血が止まらないため，救急病院を受診し，口唇を縫合することになりました．

構造的振り返り

1. 何が起こったのでしょうか？（何が問題なのでしょうか？）

2. なぜ起こったのでしょうか？（なぜ問題なのでしょうか？）

3. 学んだことは何でしょうか？（問題から学んだことは何でしょうか？）

4. 次の目標は何でしょうか？（次に起こった時はどうしますか？）

議論点

1. 研修歯科医の患者への対応は適切だったでしょうか？

2. 研修歯科医は医療安全の観点からどのような行動をとるべきだったでしょうか？

3. 指導歯科医は適切に役割を果たしたでしょうか？

4. 患者さんへの配慮は適切だったでしょうか？

5. このようなことが起こった場合には，どのように対応するのがよいでしょうか？

学びの振り返り

19-036 患者とのやりとり

「20の質問」関連番号　13, 16, 17, 19

　男性研修歯科医のC歯科医師は，初診患者の女性Fさん（25歳）の担当になりました．Fさんとはラポールが取れ，治療にも満足していただいていました．また，治療前後の会話もよく弾み，治療を数回したくらいからC歯科医師はFさんの診療日が待ち遠しいくらいになっていました．あまりに気が合ったので，ある日の治療後，C歯科医師は思いきって，Fさんを食事に誘ってみました．すると，「私，彼氏がいるので，お断りします」との返事でした．
　翌週，C歯科医師は気が重かったのですが，Fさんの診療予約時間前に治療の準備をして待っていました．しかし，Fさんは来院されませんでした．

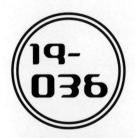

構造的振り返り

1. 何が起こったのでしょうか？（何が問題なのでしょうか？）

2. なぜ起こったのでしょうか？（なぜ問題なのでしょうか？）

3. 学んだことは何でしょうか？（問題から学んだことは何でしょうか？）

4. 次の目標は何でしょうか？（次に起こった時はどうしますか？）

議論点

1. C歯科医師の行動に問題はあるでしょうか？

2. C歯科医師はこの後どうするべきでしょうか？

学びの振り返り

20-037 多職種連携

「20の質問」関連番号　2, 13, 15, 16, 17, 18, 20

　　総合病院に勤務する歯科医師の私は，外科で肺がんの摘出手術を3日後に予定されている患者さんの術前の口腔衛生管理を依頼されました．医療面接，診察とエックス線検査の所見から，口腔内には構っていられない状況だったのか，口腔衛生状態はよいとはいえず，早急な歯髄処置を必要とするう歯が3本，修復処置を必要とする歯が3本ありました．患者さんに現在の状況と治療の内容について説明したところ，「外科の先生に歯科に行けと言われたから来ただけで，治療は先生にお任せします」と言われましたが，歯科の治療が必要だとは思っていないようでした．

　　私は，手術の予後に影響を与える可能性のある感染部（歯）や口腔衛生状態の改善を行うために，手術予定の変更を依頼しましたが，外科の担当医からは，「手術日の変更はできないので，可能なかぎりの対応をお願いします」と回答されました．

　　そこで，やむなく私は，釈然としない思いを抱きながら，手術までの2日間での対応について，優先順位を考え始めました．

構造的振り返り

1. 何が起こったのでしょうか？（何が問題なのでしょうか？）

2. なぜ起こったのでしょうか？（なぜ問題なのでしょうか？）

3. 学んだことは何でしょうか？（問題から学んだことは何でしょうか？）

4. 次の目標は何でしょうか？（次に起こった時はどうしますか？）

学びの振り返り

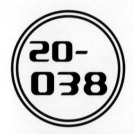

臨床実習生と受付係

「20の質問」関連番号　13, 15, 16, 19, 20

　臨床実習生のGくんは，診療が終わったので受付にカルテを持っていったところ，受付のHさんから「案内票*が挟まっていないので，案内票を持ってきて下さい」と言われました．
　チェアに戻り，案内票を探しましたが見当たらなかったので，Hさんに「指導教員のI先生がどこかにやったのではないか？」と伝えました．それに対してHさんは「I先生は持って行かないので，Gさんが落としているかもしれないから，カルテを持って移動した場所を探して下さい」と言われました．もう一度チェアまでの移動経路を探しましたがみつからなかったので，Hさんに「もう許して下さい」と言いました．
　それに対してHさんはGくんに「許すとか，許さないとかの問題ではなく，個人情報でもある案内票がないというのは問題だから，きちんと探して下さい」と強い口調で言いました．
　しかし，Gくんは，最初から案内票がカルテに挟まっていたかどうかは見ていなかったため，「本当に案内票をカルテにつけていたのか証拠がありますか？」と患者さんの前で声を荒げて言いました．
　Hさんは，患者さんを長い間待たすことはできないと思って，新しい案内票を印刷し，患者さんに帰ってもらいました．
　後から，診療をしたチェアの隣のチェアでその案内票がみつかりました．

*すべての来院患者さんのカルテの表紙の上に挟んであるもので，カルテ番号，患者名，年齢，受付時間，予約時間，担当医，診療後の行先，預り金などが書かれたものです．患者さんは治療終了後に中央受付窓口にカルテと一緒に持っていきます．この病院のシステムでは，案内票をつけないで診療室にカルテを回すことはありませんが，案内票をプリントしたという証拠は残りません．

構造的振り返り

1. 何が起こったのでしょうか？（何が問題なのでしょうか？）

2. なぜ起こったのでしょうか？（なぜ問題なのでしょうか？）

3. 学んだことは何でしょうか？（問題から学んだことは何でしょうか？）

4. 次の目標は何でしょうか？（次に起こった時はどうしますか？）

議論点

1. Gくんに対するHさんの対応は適切だったでしょうか？

2. Hさんに対するGくんの対応は適切だったでしょうか？

3. Gくんはどのような行動をとるべきだったでしょうか？

4. 指導教員のI先生は適切に役割を果たしていたでしょうか？

5. 患者さんに対するGくんとHさんの配慮は適切なものだったでしょうか？

6. このような問題が再発しないために，どうすればよいでしょうか？

学びの振り返り

よき歯科医療人になるための
倫理・プロフェッショナリズム教育
プロフェッションワークブック　　　　ISBN978-4-263-42270-0

2019年9月20日　第1版第1刷発行
2025年1月20日　第1版第4刷発行

編　集　日本歯科医学教育学会
　　　　倫理・プロフェッショナ
　　　　リズム教育委員会

発行者　白　石　泰　夫

発行所　医歯薬出版株式会社
〒113-8612　東京都文京区本駒込1-7-10
TEL.(03)5395-7638(編集)・7630(販売)
FAX.(03)5395-7639(編集)・7633(販売)
https://www.ishiyaku.co.jp/
郵便振替番号 00190-5-13816

乱丁・落丁の際はお取り替えいたします．　　印刷・真興社／製本・愛千製本所
© Ishiyaku Publishers, Inc., 2019.　Printed in Japan

本書の複製権・翻訳権・翻案権・上映権・譲渡権・貸与権・公衆送信権(送信可能化権を含む)・口述権は，医歯薬出版(株)が保有します．
本書を無断で複製する行為(コピー，スキャン，デジタルデータ化など)は，「私的使用のための複製」などの著作権法上の限られた例外を除き禁じられています．また私的使用に該当する場合であっても，請負業者等の第三者に依頼し上記の行為を行うことは違法となります．

[JCOPY] <出版者著作権管理機構　委託出版物>
本書をコピーやスキャン等により複製される場合は，そのつど事前に出版者著作権管理機構(電話03-5244-5088, FAX 03-5244-5089, e-mail：info@jcopy.or.jp)の許諾を得てください．